AF461407

EXTRAIT

D'UN

MÉMOIRE

SUR

LE CROUP.

A LA MÉMOIRE

DE MA MÈRE,

JEANNE-FRANÇOISE CARPENTIER,

de Béthune.

BIBLIOTHÈQUE ROYALE

MODÈLE *de vertu, de tendresse, de sensibilité...... tu vécus trop peu pour le bonheur de ta Famille; ta perte vient nous causer des regrets déchirans et remplir d'amertume notre triste existence.*

Tu m'aimais plus que toi-même; chaque moment était marqué par de nouveaux bienfaits...... tu meurs et je vis! cruelle destinée!

Puisse, ce simple tribut de respect filial et de reconnaissance sans bornes, pénétrer jusqu'aux demeures célestes, séjour de l'immortalité.

MOURONVAL,

D.-M.

EXTRAIT

D'UN

MÉMOIRE SUR UNE ÉPIDÉMIE DE CROUP,

UNI A UNE ANGINE PHARYNGIENNE,

Qui a régné dans les communes de Courcelles-le-Comte, Rocquigny, Riencourt, Roclaincourt, Wanquetin, Neuville-St.-Vaast, Le Sars, Warlencourt et Maisnil, arrond.t d'Arras, département du **Pas-de-Calais**, *pendant les années* 1822 *et* 1823;

Par les docteurs LEVIEZ, *ancien chirurgien-major aux Armées, directeur de l'École secondaire de médecine, membre résident de la Société royale d'Arras et correspondant de l'Académie royale de médecine de Paris,*

Et MOURONVAL, *membre correspondant de la Société royale d'Arras et de plusieurs Sociétés savantes.*

APRÈS avoir fait remarquer dans un préambule toute l'importance de l'étude d'une maladie qui enlève chaque année tant d'enfans à leur famille, nous cherchons à combattre les préjugés funestes qui s'opposent encore de nos jours à l'ouverture des corps. Nous professons le plus grand respect pour les restes humains, mais nous ne pouvons voir, sans une véritable douleur, sacrifier à ce respect mal-entendu, des familles entières que le médecin, muni du flambeau de l'anatomie, pourrait quelquefois arracher à la mort. Jusqu'à quand verrons-nous triompher des erreurs populaires que la saine raison réprouve, et que les lumières du siècle ont frappées d'une juste réprobation? Quoi! un individu succombe à une maladie d'un caractère équivoque; toute une famille est menacée du même sort, et des parens, dans la crainte de profaner des restes inanimés, refuseront aux médecins les moyens de sauver cette famille, en s'opposant à ce qu'ils se livrent à l'investigation des parties dont les lésions ont produit la mort! On craint de manquer de respect à celui qui n'est plus, et l'on ne craint pas de sacrifier les jours d'une multitude d'infortunés!

Nous ajouterons même que si l'autopsie cadavérique est dans l'intérêt de la médecine qui lui doit la plus grande partie des immenses progrès qu'elle a faits depuis 25 ans, elle intéresse d'une manière bien plus directe les personnes qui succombent à une mort subite. Comme on ne connaît d'autres signes certains de la mort, que la putréfaction; la justice, dans ce cas, devrait prescrire l'ouverture des corps ; on aurait au moins la certitude de ne pas être enterré vivant, comme cela est arrivé bien souvent et arrive peut-être encore sans que nous le sachions.

Ce préjugé funeste, plus enraciné dans les campagnes que dans les villes, s'est opposé à ce que notre travail fût aussi complet que nous l'aurions désiré, puisque nous n'avons pu constater que sur un petit nombre de corps, le genre de maladie que les symptômes nous avaient indiqué.

Avant notre arrivée sur le théâtre de l'épidémie, plus des deux tiers des enfans malades avaient déjà succombé, tandis que, sous l'influence du traitement que nous avons prescrit, il n'en périt plus qu'un petit nombre. La terminaison n'a été funeste chez quelques-uns que, parce que les secours de l'art ont été réclamés trop tard, ou qu'un traitement antérieur mal-entendu avait été mis en usage. Ces résultats forment un contraste frappant avec cette mortalité effrayante dans laquelle on comptait peu de jours auparavant, le nombre des morts par celui des malades.

Symptômes et marche de la maladie.

La maladie épidémique des environs d'Arras s'annonçait ordinairement d'une manière soudaine et souvent alarmante. Les enfans étaient saisis de tristesse sans cause, de lassitude spontanée, de mal-aise général, de chaleur insolite de la peau, accélération du pouls, langue blanche, perte d'appetit, toux légère, fréquente et extraordinaire. Bientôt le voile du palais devenait rougeâtre, les amygdales rouges et gonflées ; cette rougeur foncée s'étendait à la partie postérieure du voile du palais, du pharynx et des parties voisines ; une douleur plus ou moins vive se manifestait au larynx; la toux devenait fréquente et prenait un son particulier, que l'on a comparé au cri d'un jeune coq, et qui est l'un des principaux caractère du croup ; la voix s'altérait, devenait rauque, comme si l'enfant toussait dans un tonneau. Quelquefois la maladie débutait par des convulsions, une respiration pénible et suffocante. Une grande quantité de matières gluantes et visqueuses sortait continuellement par la bouche. Les amygdales, le voile du palais et le pharynx se recouvraient d'une membrane blanchâtre, plus ou moins épaisse.

A une époque plus avancée de la maladie, la respiration faisait entendre une espèce de ronflement plus marqué pendant le sommeil que pendant la veille ; il y avait tous les jours au soir, une exacerbation très-prononcée; la déglutition des liquides, surtout de la salive, devenait très-douloureuse, et presqu'impossible ; des accès violens de toux se répétaient trois ou quatre fois le jour avec des mouvemens convulsifs dans les membres. Et quand la maladie devait se terminer d'une manière funeste, outre la gêne extrême de la respiration, le malade éprouvait de vives douleurs au larynx, vers lequel il portait fréquemment la main ; la tête se renversait en arrière, les artères temporales et carotides battaient avec force, et l'enfant succombait au milieu des plus affreuses convulsions. D'autres fois, la mort arrivait d'une manière plus calme, et cela avait lieu quand la maladie était ancienne, et que les malades étaient d'une faible constitution.

Chez un grand nombre d'enfans, des portions de fausses membranes ont été rendues au milieu des vomissemens, ou par les efforts de la toux, de l'éternuement : chez un seul malade, on en a trouvé plusieurs fragmens d'un pouce environ d'étendue, mêlés aux déjections : probablement que l'enfant n'ayant pu les cracher, les avait avalés et qu'ils auront traversé le canal intestinal. Ces fausses membranes étaient toujours le produit de l'inflammation. On commençait par apercevoir dans les lieux, où elles devaient se former, de la rougeur qui était bientôt suivie de gonflement. Une chaleur assez forte se faisait sentir en même-tems avec une douleur plus ou moins intense. Peu de tems après, on remarquait sur la partie enflammée, un ou plusieurs petits points blancs qui augmentaient de largeur et d'épaisseur, et finissaient par se rejoindre pour former une espèce de membrane, d'une étendue variable; sa formation était plus prompte chez les individus forts et robustes, chez les enfans très-jeunes, elle était accélérée ou ralentie par l'influence du traitement. Nous en avons conservé, dans l'esprit-de-vin plusieurs fragmens assez étendus, mais qui ont fini par se dissoudre. Des vomitifs administrés dès le commencement de la maladie les ont constamment produits et quelquefois d'une manière subite, tandis que la méthode antiphlogistique qui calmait l'inflammation, s'opposait au développement de ces fausses membranes, ou en provoquait l'expulsion.

Nous avons remarqué aussi, chez un grand nombre de malades, une salivation extraordinaire, qui commençait peu de tems après l'invasion de la maladie, et qui était souvent très-abondante, surtout chez les très-jeunes enfans. La quantité de la salive variait depuis un verre jusqu'à plusieurs litres par jour.

Dans le bas-âge, la difficulté de respirer était généralement plus prononcée, la fièvre plus forte, la voix s'altérait dès les premiers jours. Les enfans d'un tempérament sanguin, forts et robustes étaient plus gravement affectés que les autres. On n'a pas remarqué de différence, par rapport au sexe.

L'épidémie que nous avons eu l'occasion d'observer ne consistait pas seulement dans un croup proprement dit, mais dans le plus grand nombre des malades, il y avait en même-tems inflammation des amygdales, du voile du palais, du pharynx; elle s'étendait quelquefois jusqu'à la membrane des fosses nazales, et même jusqu'aux poumons; preuve évidente qu'il est des cas où la nature se joue des divisions que l'on est obligé d'établir dans la distribution des maladies, et qu'elle franchit souvent les limites dans lesquelles on veut pour ainsi dire la circonscrire; mais en général le larynx ne paraissait affecté que secondairement, comme le prouvent les observations que nous avons rapportées dans notre mémoire.

M. Moutard a lu à l'Athenée de médecine de Paris une observation analogue à celles que nous avons rapportées, tandis que M. Royer-Collart (dictionnaire des sciences médicales, art. croup) regardel'angine pharyngiennecomme une extension du croup. Il paraît certain qu'au moins dans les cas que nous avons observés, le croup pouvait être regardé comme une extension de l'angine pharyngienne : l'Académie royale de médecine de Paris à qui nous avons adressé notre travail, partage entièrement notre opinion.

Dans le cours de la maladie, le système glandulaire paraissait particulièrement affecté, les grandes parotides, sous-maxillaires, inguinales et axillaires, prenaient quelquefois un volume considérable. Il en résultait des engorgemens difficiles à résoudre, ou des abcès qui venaient difficilement à suppuration, et cependant terminaient la maladie d'une manière favorable.

Seize observations très-détaillées viennent à l'appui des opinions que nous avons émises ; elles font connaître les formes diverses de la maladie épidémique que nous décrivons, ainsi que les phénomènes variés qui l'ont caractérisée. Il eut été trop long de les rapporter ici. Nous nous sommes bornés à en faire connaître le résultat.

Causes de la maladie.

Une température excessivement chaude pendant les jours, succédant à des nuits très-froides, pendant lesquelles le thermomètre était souvent au-dessous de zéro, sous l'empire d'un vent nord-ouest qui a régné constamment, pendant une partie de l'année 1822, surtout pendant les mois de juin, juillet, août, septembre, tems où la maladie a commencé à sévir et pendant lequel elle a exercé le plus de ravages. Les enfans presque nus se livraient à un exercice qui provoquait une abondante transpiration ; une transition brusque d'un air échauffé par un soleil brûlant, à un froid glacial répercutait cette transpiration, la refoulait vers les organes intérieurs; il n'en fallait pas davantage, pour déterminer une inflammation de la gorge, chez des enfans qui y étaient déjà prédisposés par d'autres causes.

En effet, nous avons observé que les lieux où la maladie a fait le plus de victimes, étaient généralement insalubres. La mauvaise nourriture, le peu de soin dans la manière de se vêtir; les habitations étroites, resserrées, où l'on négligeait la propreté, l'habitude de beaucoup d'habitans de travailler dans les caves, pour la fabrication de la batiste, nous ont paru prédisposer à cette maladie, ainsi que les causes particulières que nous allons rapporter.

On a généralement pensé dans la commune de Courcelles, que l'épidémie de croup, avait été produite par un air infect renfermé dans un puits où l'on tirait des pierres à bâtir, parce que la maladie a commencé par les enfans d'un ouvrier qui y travaillait. D'ailleurs, ce village contient plus de 800 haditans, renfermés dans 200 habitations étroites, très-rapprochées, entourées d'arbres si nombreux et si touffus que ce lieu a l'aspect d'une forêt; les femmes y sont pâles; elles travaillent ordinairement dans les caves, et ne mettent au monde que des enfans frêles et délicats, par conséquent très-disposés aux maladies inflammatoires. Enfin, un cimetière trop étroit où la terre est remuée avant l'entière putréfaction des corps, est pour ce village une autre cause d'insalubrité qui peut rendre raison de l'épidémie actuelle, ainsi que des autres maladies qui, depuis environ 15 ans, y ont fréquemment régné et décimé sa population.

Dans Rocquigny, autre commune où le croup a fait le plus de victimes, les maisons basses et peu aërées, la malpropreté, la mauvaise nourriture, l'incurie des habitans pour toutes les précautions hygiéniques, expliquent jusqu'à un certain point, le développement de l'angine épidémique qui nous occupe. Les autres communes où l'épidémie s'est étendue, renfermaient des causes d'insalubrité analogues et plus ou moins prononcées.

Nous avons observé aussi qu'un état particulier et inconnu de l'atmosphère, nommé infection par les auteurs, suffisait dans beaucoup de cas pour rendre malades des enfans que l'on préservait depuis long-tems de l'angine croupale, en les tenant éloignés des lieux où régnait l'épidémie, et en les soustrayant à toutes ses causes.

L'observation suivante nous paraît digne d'être rapportée.

Les enfans d'un fermier de la commune de

Rocquigny furent placés hors de la commune, pendant deux mois ; on eut soin d'empêcher qu'aucune personne, qui avait vu des enfans malades, n'allât les visiter ; ils continuèrent à jouir d'une bonne santé pendant tout ce tems. Rappelés à Rocquigny, parce que l'épidémie touchait à sa fin et ne paraissait plus dangereuse, on tint encore ces enfans soigneusement renfermés dans la maison. Mais ils ne tardèrent cependant pas à être atteints de la maladie, quoiqu'on empêchât toute espèce de communication avec les autres enfans de la commune, même avec les personnes qui les fréquentaient.

Cette maladie ne s'est pas présentée partout avec des caractères aussi alarmans. A Roclaincourt, cinq enfans périrent à son début ; mais aussitôt qu'un traitement méthodique fut mis en usage, on n'eut plus à regretter qu'un seul malade qui était très-frêle même avant la maladie ; en sorte que sur quatre-vingts individus successivement atteints par l'épidémie, il n'y eut que six victimes.

Ce sont en général, les communes de Courcelles, Rocquigny, Riencourt qui ont eu le plus de malades à regretter. Le plus grand nombre avait succombé lorsque nous avons été à même de leur donner nos soins. C'est aussi dans ces endroits que nous avons rencontré le plus d'opposition à la méthode de traitement que nous avons indiqué, et que nous décrirons un peu plus bas.

Contagion.

Après nous être livrés à une discussion assez étendue sur les causes, par la description topographique des lieux où la maladie a étendu ses ravages, nous nous sommes efforcés de rechercher, si la contagion n'a pas contribué à communiquer la maladie à un si grand nombre d'individus en même-tems.

Avant d'avoir observé des épidémies de ce genre, nous pensions comme la plupart des auteurs que le croup n'est pas contagieux ; quoique cependant quelques faits analogues à ceux que nous allons rapporter, qui tendraient à prouver que dans des cas particuliers, il peut le devenir, aient été présentés à l'Académie de médecine de Paris. Voici ce que l'observation nous a appris :

Nous ne pouvions regarder comme contagieuse la maladie épidémique de Rocquigny, quoiqu'un grand nombre d'enfans fussent successivement attaqués du croup. Nous pensions qu'un état particulier de l'atmosphère ou toute autre cause qui avait produit le développement de la maladie chez un enfant prédisposé, pouvait également agir sur d'autres enfans placés dans les mêmes circonstances. Mais si l'on a pu conserver du doute sur la contagion de la maladie épidémique de Rocquigny, il nous semble qu'il n'en est pas de même de celle de Courcelles-le-Comte. La manière dont elle s'est déclarée et propagée a entraîné notre conviction, et nous paraît digne de fixer l'attention des observateurs.

Il existe dans cette commune un puits renfermant une mine de pierres à bâtir, qui est vulgairement regardée comme mal-saine. On a remarqué depuis long-tems que les ouvriers qui y travaillaient étaient souvent attaqués de maladies, et que les bougies avec lesquelles on y descendait s'étaignaient presque toujours. Un ouvrier travaillait dans cette carrière depuis le mois d'avril 1822, avec deux de ses enfans, l'un âgé de 10 ans, l'autre de 8. Il allait se reposer dans la maison du sieur Morel, propriétaire du puits. Un enfant de 16 mois appartenant audit Morel, fut atteint le 24 mai d'un violent mal de gorge, accompagné de fièvre, de difficulté extrême de respirer, d'une voix rauque et glapissante, avec des accès fréquens d'une toux convulsive, une anxiété extrême; il mourut le 26 vers le soir, au milieu de violentes convulsions. Le fils du Carrier, âgé de dix ans, fut attaqué le 28 des mêmes accidens et mourut le 3.me jours avec des phénomènes encore plus effrayans. Le frère, âgé de 8 ans, et une sœur, de 4, frappés de la même maladie périrent aussi rapidement. Bientôt Ignace Cuvillier perdit ses deux enfans ; sa femme avait donné ses soins aux trois enfans qui venaient de succomber chez Morel. Il est remarquable que la maladie ne se déclara d'abord que dans la maison des personnes qui avaient soigné des parens ou des amis malades. Il est également digne d'attention que cette maladie fut ainsi transportée de l'extrémité du village à plusieurs endroits de l'autre extrémité. Il nous est impossible d'apprécier l'influence que peut avoir l'air infect renfermé dans un puits sur la production de l'angine laryngée, ou d'expliquer comment il aurait pu y contribuer. Nous rapportons les faits tels que nous les avons observés. Si nous ne pouvons rigoureusement admettre cette cause, tous les caractères contagieux dans les cas particuliers que nous venons de citer, nous paraissent évidens. L'Académie royale de médecine adopte tout-à-fait nos conclusions à cet égard.

La marche de la maladie était ordinairement continue ou rémittente, rarement elle prenait le type intermittent. On n'a pas observé de différence bien remarquable dans les sexes, ni dans les tempéramens. Sa durée variait depuis 48 heures jusqu'à 15 ou 21 jours ou même plusieurs mois ; elle était plus courte chez les enfans très-jeunes et chez les adolescens que chez ceux d'un âge moyen. Quoique l'on pense généralement que le croup n'attaque que les enfans au-dessus d'un an et au-dessous de 7, nous avons vu un grand nombre d'enfans atteints de la double angine que nous décrivons, au-dessous de cet âge, et des jeunes gens de 15 à 16 ans n'en être pas exempts.

Le pronostic de cette cruelle maladie variait suivant l'âge, le tempérament, le traitement qui avait été employés, l'époque à laquelle on était appelé et l'intensité des symptômes de la maladie. Le danger était d'autant plus grand que les enfans étaient plus près de la naissance. Le pronostic était plus favorable chez les enfans d'une faible constitution ou d'un tempérament lymphatique que chez ceux d'un tempérament sanguin. Lorsque des vomitifs avaient été administrés dans le commencement de la maladie, on avait lieu de craindre que la terminaison serait malheureuse. Quand on était appelé au début de l'affection, avec un bon mode de traitement, on pouvait espérer d'obtenir la guérison du malade. La perte de la voix, la gêne extrême de la respiration, les reveils en sursaut, un certain ronflement et le râle annonçaient un danger imminent et une mort prochaine. La suppression subite de la salivation, l'apparition des pétéchies, la couleur brune foncée, noirâtre de la membrane muqueuse du pharynx et des amygdales, avec un pouls très-fréquent, faible, déprimé, la figure, les traits inanimés, les yeux retournés, une prostration extrême des forces vitales étaient les avant-coureurs de la mort.

Cette affection était quelquefois compliquée de scrophule, d'aphthes, d'inflammation de la membrane pituitaire, de celle des conduits auditifs, de la plèvre, des poumons ; une seule fois, nous l'avons vue unie à une fièvre adynamique (gastro-enterite). Nous les considérions plutôt comme des extensions de la maladie principale, que comme de véritables complications.

La mort a souvent été la terminaison de cette maladie ; mais c'est surtout dès le début de l'épidémie. Aussitôt qu'une bonne méthode de traitement eut été adoptée, la terminaison eut lieu fréquemment par la santé, une résolution plus ou moins prompte, des abcès dans la gorge, des parotides supurées; la sortie de portions de fausses membranes plus ou moins étendues, ou de matière glaireuse abondante ont été les terminaisons le plus communément observées.

Quoique nous n'ayons pu faire autant d'autopsie que nous l'aurions désiré, néanmoins nous avons eu l'occasion d'observer un assez grand nombre de cadavres, pour nous éclairer sur les véritables caractères de l'épidémie. En effet, la nécrospie nous a révélé partout la nature inflammatoire ; la membrane muqueuse du larynx, du pharynx et de la trachée étaient rouge et tuméfiée. Quelquefois on apercevait sur ces parties des éruptions de boutons blancs ou noirâtres dans le milieu, rouges sur leurs bords, ou des escarres gangreneuses, mais qui étaient circonscrites par une rougeur plus ou moins foncée.

Traitement.

Dans la plupart des communes, les chirurgiens avaient d'abord choisi l'émétique comme un des principaux moyens pour combattre la maladie épidémique qui nous occupe ; mais on vit périr à la suite de son administration un très-grand nombre d'enfans. Pouvait-il en être autrement, lorsque loin de chercher à combattre les causes d'une maladie, on ne mettait en usage que les moyens propres à les exaspérer ? En effet, les symptômes de la maladie ont suffisamment annoncé la nature inflammatoire de l'épidémie, et l'ouverture des corps en faisant apercevoir la rougeur et le gonflement du pharynx, et les signes non moins certains de l'inflammation du larynx, n'a laissé aucun doute sur le caractère de l'affection. Si des escarres gangreneuses formées dans l'arrière-bouche, au voile du palais, sur les amygdales, ont pu en imposer, avec un peu d'attention on apercevait qu'elles étaient circonscrites par une rougeur plus ou moins foncée, et qu'elles étaient toujours produites par l'intensité de l'inflammation. Est-il donc surprenant qu'un ou plusieurs vomitifs introduits dans l'estomac aient constamment augmenté les symptômes et les dangers de la maladie, en faisant éprouver aux parties enflammées de violentes secousses dans les efforts des vomissemens?

Éclairés par un examen attentif des symptômes de la maladie qui nous indiquaient, dans le plus grand nombre des cas, un principe inflammatoire, ainsi que par les malheureux effets que les vomitifs avaient produits, nous avons constamment proscrit un moyen si dangereux.

Dès que les enfans devenus moroses et taciturnes commençaient à éprouver quelques douleurs au pharynx ou au larynx, que la déglutition était douloureuse, qu'il y avait une rougeur plus ou moins prononcée au voile du palais et aux amygdales, nous prescrivions un traitement analogue à celui des accès du croup: de cette manière, nous parvenions assez souvent à faire avorter la maladie et à l'arrêter dans sa marche. Si l'enfant avait plus de six ans, on faisait pratiquer une saignée générale que l'on répétait suivant l'intensité des symptômes, l'âge et la constitution du malade; immédiatement après la saignée générale, on faisait une ou plusieurs applications de sangsues au larynx, derrière les oreilles, ou sur la partie supérieure et antérieure de la poitrine. Leur nombre variait suivant les circonstances ; en général depuis 4 jusqu'à 15 à la fois ; dans le bas âge, on en appliquait qu'un petit nombre ; on les réitérait deux et trois fois dans un jour. Cette méthode était surtout efficace dans les trois ou quatre premiers jours après l'invasion de la maladie, plus tard le succès était plus douteux. Généralement on n'a pas été timide sur l'extraction du sang, et on a eu qu'à s'en féliciter. Toutes les fois qu'une hémorragie avait eu lieu, par une ou plusieurs piqûres de sangsue, comme cela arrive encore assez souvent, l'enfant était pâle le lendemain, et l'inflammation semblait être anéantie.

Chez les enfans débiles, d'un tempérament lymphatique ou nerveux, les saignées locales par les sangsues ont été généralement préférées aux émissions générales. Pendant l'usage des saignées générales et locales, combinées ensemble ou séparément selon les circonstances, on administrait plusieurs fois par jour, des pédiluves sinapisés ; ce moyen était un des auxiliaires sur lesquels on pouvait le plus compter.

Des lavemens miellés et même purgatifs étaient administrés dans l'intention de stimuler le canal intestinal, pour diminuer l'irritation du larynx et du pharynx ; le séné, le sulfate de soude, le muriate de soude ou sel ordinaire étaient employés à cet usage. On administrait à l'intérieur des boissons gommeuses et nitrées ; les émulsions d'amandes édulcorées avec le sirop d'orgeat, le petit lait, l'eau d'orge, les infusions de fleurs pectorales, les bouillons de jeunes animaux, de poulet, de veau, avec des herbes rafraîchissantes, l'oseille, le cerfeuil, la poirée, étaient les boissons sur lesquelles on insistait le plus, et que l'on variait selon les circonstances.

Dans quelques cas, nous avons aussi retiré de grands avantages de l'emploi des bains de vapeurs émollientes à toutes les périodes de la maladie. Nous nous servions à cet effet d'une machine en fer blanc, composée de trois parties, un réchaud, une petite chaudière et un tuyau long de plusieurs pieds, qui y était adapté et qui était destiné à conduire les vapeurs vers la bouche, les narines, et même dans le lit des malades. Ces bains étaient continués pendant plusieurs heures ; leur degré de chaleur était entretenu par le petit réchaud où l'on brûlait du charbon de bois ; les vapeurs pénétraient dans les voies aëriennes, humectaient les parties enflammées, les amygdales, le pharynx, le larynx, et la trachée artère, favorisaient l'expulsion des fausses membranes, en diminuant l'irritation. Ces bains conjointement avec les moyens indiqués ci-dessus, agissaient plus efficacement que les vomitifs qui, à la vérité, provoquent quelquefois la sortie de ces productions membraniformes capables de suffoquer le malade; mais en les arrachant de vive force, en augmentant l'irritation au point qu'il s'en forme sur-le-champ de nouvelles.

Nous considérons ces bains de vapeurs dont l'emploi est si facile et toujours sans danger, comme un puissant auxiliaire, non seulement dans le croup et les différentes espèces d'angine; mais encore dans un grand nombre de maladies, surtout celles qui attaquent la poitrine.

A une époque un peu avancée de la maladie, le calomelas (*proto-chloruré de mercure*) était donné utilement pendant plusieurs jours à la dose de 12 ou 15 grains; il avait l'avantage de produire une dérivation favorable sur le canal intestinal. Nous attribuons aussi à cet agent thérapeutique, une action particulière sur les glandes salivaires; en effet, il pouvait augmenter cette salivation abondante que nous avions déjà remarquée, et qui était toujours accompagnée d'un soulagement notable. L'huile de ricin était souvent employée, vers la fin de la maladie à la dose de 2 gros à 2 onces. Nous avions soin de choisir ce remède récent; alors il produisait plusieurs déjections sans augmenter la chaleur générale.

On favorisait les hémorragies nazales, en

titillant les narines avec les barbes d'une plume, ou en faisant inspirer une poudre sternutatoire. Pendant tout le cours de la maladie, on ne négligeait pas les gargarismes émolliens et acidulés, les potions mucilagineuses et gommeuses.

Lorsque la voix était altérée, que les douleurs au larynx étaient très-fortes, qu'il y avait des engorgemens sous-maxillaires, et que déjà, on observait une membrane blanchâtre sur les amygdales et au fond du pharynx, le traitement offrait beaucoup moins de chances de succès; cependant les saignées et les sangsues conjointement avec les autres moyens indiqués, procuraient encore une amélioration notable. On observait souvent à cette époque de la maladie, des nauzées et parfois des vomissemens qui contenaient quelques portions de fausses membranes, on administrait par cueillerées à café de tems en tems un mélange de sirop de guimauve et d'ipécacuanha, dans l'intention de seconder les efforts de la nature; des cataplasmes émolliens étaient appliqués sur les engorgemens des glandes parotides, lorsque les sangsues ne les faisaient pas disparaître. Dans quelques cas, on fut obligé de les rendre maturatifs au moyen de l'axonge, l'ognon de scille; ces engorgemens mettaient beaucoup de lenteur dans leur marche.

Dans certains cas, la maladie présentait une

opiniâtreté désolante ; elle résistait aux émissions sanguines même très-abondantes et secondées par les médications décrites ci-dessus. Les accès du croup, après avoir été terrassés, reparaissaient avec une nouvelle fureur au moment où l'on s'y attendait le moins. Nous avions recours alors aux révulsifs ; des vésicatoires étaient appliqués à la nuque, sur les parties latérales de la poitrine, sur les cuisses et les jambes et à la plante des pieds ; on les laissait 12 heures, puis on ouvrait les ampoules pour en faire écouler la sérosité. On les pansait avec une pommade très-douce pour ne pas augmenter l'irritation ; on plaçait aussi des topiques émolliens autour du cou, sur la poitrine ; ou bien on les composait avec la moutarde en poudre trempée de vinaigre. Quelquefois on y ajoutait un tiers ou moitié de farine de graine de lin ; ces topiques étaient renouvelés plusieurs fois dans la journée, et avaient pour effet d'attirer l'irritation vers la peau et de provoquer la transpiration.

Nous avons aussi administré avec succès des fumigations éthérées, principalement lorsque le croup se prolongeait, que la toux était fréquente et sèche, et que la maladie paraissait tendre à l'état chronique. On plaçait sur un réchaud, un vase contenant une pinte d'eau, et lorsque le liquide était prêt à entrer en ébullition, on y ajoutait depuis un demi-gros jusqu'à un gros d'éther sulfurique, suivant l'étendue de l'appartement, l'âge, la constitution du sujet et l'intensité de la maladie.

Pendant toute la durée de l'affection, on prescrivait une diète très-rigoureuse. Quelques bouillons très-légers, et des boissons mucilagineuses étaient la seule nourriture accordée aux malades pendant les deux premières périodes du croup. Vers la fin, de l'eau panée avec le sirop d'orgeat, des bouillons un peu plus nourrissans étaient administrés, mais avec beaucoup de précautions. Dans la convalescence, on commençait par accorder quelques fruits cuits et sucrés, les gelées de pomme, de groseille, de framboise; un potage au vermicelle, ou composé de quelque fécule. Ces alimens avaient encore l'avantage de tromper la faim des malades, et de les empêcher de recourir trop tôt à des alimens grossiers qui pouvaient devenir dangereux. Bientôt on prescrivait quelques alimens un peu plus solides; comme des panades faites avec un pain bien cuit, le chocolat à l'eau, ou avec addition d'un peu de lait, ou seulement quelques tasses de cacao. Plus tard, on permettait au malade de se nourrir de viande blanche et légère, comme la volaille rôtie, et pour boisson du vieux vin de Bordeaux, d'abord mêlé d'eau et ensuite pur. Il était d'autant plus important d'observer le régime indiqué, que la plus petite imprudence était souvent suivie d'une rechute et de la mort. En même-tems que nous prescrivions les moyens qui ont été si efficaces contre cette redoutable maladie, nous indiquions aussi ceux qui étaient propres à empêcher sa propagation et à s'opposer aux rechutes.

Des fumigations guytonnienes étaient faites dans toutes les maisons, avec le soin de retirer les malades des appartemens où on les pratiquait. On mettait le chlore en expansion en versant de l'acide sulfurique sur un mélange de sel et d'oxide de manganèse, puis on ouvrait toutes les croisées. On recommandait d'arroser fréquemment les chambres avec un mélange d'eau et de vinaigre; l'intérieur des maisons, les murs et les plafonds étaient blanchis à l'eau de chaux; les soins de propreté de toute espèce étaient fortement recommandés, soit sous le rapport du linge servant aux malades, qu'on avait soin de lessiver promptement, soit sous celui des vêtemens et de l'intérieur des maisons, d'où il fallait éloigner soigneusement tout ce qui provenait des malades et pouvait entretenir la corruption de l'air. Nous recommandions aux mères de vêtir chaudement leurs enfans même lorsque nous étions en été; de ne pas les laisser sortir nu-jambes, de leur éviter les transitions brusques du chaud au froid, surtout

4

le corps étant échauffé, de couvrir légèrement la tête. Quelques bains de propreté étaient prescrits, des bains de pieds à l'eau de son ou avec une petite quantité de savon, un régime tonique, un peu de vin. Quoique l'épidémie ne fut pas regardée dans tous les cas comme contagieuse, on conseillait d'isoler les enfans de ceux qui étaient malades ou convalescens, et de les soustraire à l'air qui nous paraissait recéler des miasmes contagieux. Nous recommandions aussi d'accélérer la sépulture des victimes, surtout lorsque la putréfaction se manisfestait et contribuait encore à corrompre l'air. Les propriétés désinfectantes du chlorure d'oxide de sodium et de chaux, de Mr Labarraque, étaient encore peu connues alors, sans cela nous en eussions obtenu de grands avantages.

La durée de l'épidémie dans les huit communes où nous avons eu occasion de l'observer a été à peu près d'une année ; mais il n'en n'a pas été ainsi pour chacune des communes en particulier ; il y avait des différences importantes à remarquer suivant les localités, les causes particulières, la manière plus ou moins exacte avec laquelle on a suivi le traitement curatif et préservatif que nous avons conseillé, l'état d'aisance ou de pauvreté des familles que la maladie atteignait.

Dans la commune de Courcelles, la maladie,

après avoir disparu, s'y est renouvellée à trois reprises différentes. On sait que nous avons signalé trois causes d'insalubrité locale : le cimetière trop étroit pour le nombre des sépultures, un puits infect, et l'habitude des habitans de travailler dans des caves ; il était impossible à l'administration que nous avons prévenue, de faire cesser sur le champ ces causes de corruption.

A Rocquigny, plusieurs causes d'insalubrité locale ont dû rendre la maladie plus grave et influer sur la durée de l'épidémie. L'oubli de toute espèce de précautions hygiéniques a dû multiplier les victimes. Tandis que dans plusieurs autres villages où les causes d'insalubrité locale étaient moins prononcées, le traitement mieux observé, le régime mieux suivi, etc., il y a eu moins de victimes, et l'épidémie a disparu plus promptement.

Nous n'avons jamais administré le quinquina ni le vin pur, ni le sulfure de potasse, regardé autrefois comme le spécifique du croup, ni la racine de séneka recommandée par les auteurs, ni l'oximel scillitique et autres remèdes dont nous avons été à même de constater les mauvais effets chez les autres praticiens.

Ce mémoire a été envoyé l'année dernière par M.[r] le préfet du Pas-de-Calais à Son Excellence le Ministre de l'Intérieur qui l'a communiqué à l'Académie royale de médecine, laquelle a nommé une commission composée de MM. Moreau, Husson et Espiaud, chargés de l'examiner et de faire un rapport. Lu et approuvé par l'Académie dans sa séance du 8 mars 1825, ce rapport rend un compte très-détaillé de l'ouvrage que nous analysons; il est trop étendu pour que nous le citions en entier: nous nous bornerons à en transcrire textuellement les conclusions.

Conclusions du Rapport fait à l'Académie le 8 mars 1825.

« Messieurs, la maladie qui a régné épidémi-
» quement dans huit villages des environs d'Arras,
» est bien celle connue sous le nom de croup
» compliqué et toujours précédé d'une angine
» pharyngienne.

» Quoique les épidémies de ce genre ne soient
» pas rares et qu'elles semblent même se multiplier
» depuis quelques années, celle-ci cependant nous
» paraît remarquable par la longueur de sa durée,
» et le grand nombre d'enfans qui en ont été
» victimes.

» La succession constante dans cette épidémie
» de l'angine laryngée à celle du pharynx, quoique
» déjà observée est encore un fait digne d'atten-
» tion. Ne prouve-t elle pas ce qu'aujourd'hui peu
» de médecins révoquent en doute que la nature
» du croup ne diffère pas essentiellement de celle

» des autres inflammations membraneuses des » différentes parties de la gorge, et que ce serait » en vain qu'on chercherait à opposer à cette » maladie quelque remède spécifique ?

» Le développement de l'angine laryngée chez » un assez grand nombre d'enfans au-dessous » d'un an mérite aussi d'être noté, puisque dans » la pratique ordinaire et même dans les hôpi- » taux consacrés au premier âge, le croup ne » s'observe jamais avant la deuxième année.

» Les causes de l'épidémie des environs » d'Arras, ne sauraient être assignées d'une » manière positive. Cependant une température » froide souvent au-dessous de zéro pendant les » nuits succèdant brusquement à des journées » très-chaudes, l'humidité et la mal-propreté de » quelques-uns des villages, et l'oubli de toutes » les précautions hygiéniques de la part des » habitans, rendent mieux raison du développe- » ment et de la persévérance de la maladie, que » le mauvais air du puits dont parlent les auteurs, » et les émanations du cimetière de Courcelles, » dont les terres étaient imprudemment remuées » avant les époques fixées par les réglemens. » Néanmoins l'Académie se serait empressée » d'appeler l'attention de l'autorité sur cette cause » d'insalubrité, si de nouveaux renseignemens » ne lui avait appris qu'on l'avait fait cesser.

» La double angine qui nous occupe ayant
» présenté des caractères inflammatoires très-
» tranchés, le traitement antiphlogistique adopté
» par MM. Leviez et Mouronval a dû être généra-
» lement efficace, et les vomitifs au contraire ont
» été toujours nuisibles dans cette épidémie, et
» ont paru accélérer la formation des fausses
» membranes qui, dans le croup, aggravent et
» constituent presqu'en entier le danger de cette
» maladie qui sera remarqué par tous les prati-
» ciens. Vos commissaires ne croient pourtant pas
» devoir conclure que l'émétique soit dangereux
» dans tous les cas de croup.

» Quant aux moyens prophylactiques, nous
» pensons comme les auteurs, que dans une
» épidémie semblable à celle qu'ils ont décrite,
» on doit toujours recommander les fumigations
» d'acide muriatique, les soins de propreté pour
» les enfans, l'attention de leur faire éviter les
» transitions trop brusques de température et
» surtout leur isolement, lorsque la maladie
» semble avoir pris un caractère contagieux

» Nous ne terminerons pas ce rapport,
» Messieurs, sans adresser à MM. Mouronval et
» Leviez des éloges pour la conduite active et
» éclairée qu'ils ont tenue dans le cours d'une
» épidémie qui reclamait des secours prompts
» et multipliés. Les services qu'ils ont rendus dans

» cette occasion nous paraissent mériter votre » approbation et celle du Gouvernement. »

Signé MOREAU, HUSSON, ESPIAUD *Rapporteur*,

Pour copie conforme :

Le Secrétaire perpétuel de l'Académie royale de Médecine.

PARISET.

Nous ne terminerons pas cet extrait sans rendre un témoignage public d'éloges à MM. les Maires et aux principaux habitans des communes où a régné l'épidémie, pour le zèle qu'ils ont déployé dans cette occasion et leurs sentimens d'humanité. Nous en citerons même quelques-uns : MM. Chelée, maire de Rocquigny, Caffard, maire de Courcelles-le-Comte, Brognard, maire de Roclincourt, Lanthiez, maire de Wanquetin, qui nous ont puissamment secondé dans l'administration des remèdes et des mesures de salubrité que nous avons indiqués pour arrêter les progrès de cette maladie.

De tout ce que nous avons dit, nous croyons pouvoir déduire les corollaires suivans :

1.° La maladie que nous avons eu l'occasion de traiter, sur plus de 600 individus, était une inflammation de la membrane muqueuse du larynx, du pharynx et des parties voisines, connue sous le nom de croup et d'angine ;

2.° Un vent du nord opiniâtre pendant un été sec et chaud, les variations brusques de la température du jour à la nuit, l'insalubrité locale, l'oubli des règles de l'hygiène, l'infection de l'air et peut-être la contagion en ont été les causes ;

3.° La douleur, la chaleur, le gonflement, la rougeur des parties attaquées, des fausses membranes, des escarres gangreneuses, la fièvre aiguë, la suffocation, en étaient les principaux symptômes ;

4.° La gravité, les dangers, la durée de l'épidémie, correspondaient parfaitement à la multiplicité et à l'intensité des causes, au mode de traitement employé, à l'observation du régime, et des règles de salubrité ;

5.° La saignée, les sangsues, les topiques émolliens, les bains de vapeurs, les fumigations éthérées, les purgatifs doux, les expectorans, quelquefois les révulsifs ont été les agens thérapeutiques, dont nous avons obtenu le plus de succès à toutes les périodes de la maladie ;

6.° Cette médication avait pour but de faire avorter l'inflammation, de prévenir la formation de la fausse membrane, d'en faciliter l'expulsion quand elle était formée ;

7.° Nous avons remarqué que l'émétique, le

quinquina ou autres remèdes échauffans aggravaient singulièrement les symptômes, déterminaient la formation des fausses membranes, les escarres gangréneuses et la mort ;

8.° La convalescence exigeait aussi des soins très-importans. Le moindre écart dans le régime, une imprudence quelconque, renouvelaient les accidens, occasionnaient souvent des rechutes mortelles ;

9.° La succession du croup à l'angine pharyngienne, son développement fréquent chez des enfans au-dessous d'un an et au-dessus de 7, la durée de l'épidémie, ses ravages sont des faits, sinon nouveaux, qui au moins ont fixé l'attention de l'Académie de Paris.

OBSERVATIONS

Qui ont servi de Base au Mémoire ci-dessus.

I.ere OBSERVATION.

Croup précédé d'angine pharyngée ; guérison par les saignées générales, les sangsues etc., employées dans le début de la Maladie.

Michet, âgé de 8 ans, d'une assez bonne constitution, éprouva, le 12 octobre 1822, de la tristesse et un mal-aise général, accompagné de frissons.

Le 13, perte d'appétit, langue blanche, légère rougeur des amygdales et de la partie supérieure du pharynx, point de douleur pour avaler; pouls tranquille.

Le 14, vers le soir, cet enfant qui, depuis deux jours, avait quitté ses amusemens accoutumés pour rester auprès du feu, commença à éprouver des douleurs en avalant sa salive; les boissons cependant n'occasionnaient qu'une gêne légère pendant la déglutition, une petite toux sèche se déclara, la rougeur du pharynx était beaucoup plus prononcée que la veille, et il y avait un gonflement assez marqué des glandes amygdales.

Le 15, douleurs rapportées au larynx, augmentation du volume des amygdales, déglutition très-douloureuse, engorgemens de la grosseur d'une noix vers les angles de la mâchoire inférieure, point de soif, peu de chaleur à la peau, pouls fréquent, salivation continuelle. (saignée du bras péd. sinap. (*bis*), eau de gomme édulc. petit lait nitré, garg. adoucis. diète absolue).

Le 16, continuation de la difficulté pour avaler les liquides, mêmes symptômes du côté du pharynx et des amygdales, un peu de gène pour respirer. (Nouvelle saignée, sangsues n.° XV, autour du larynx).

Le 17, déglutition plus facile, moins de douleurs au larynx, peu de soif, augmentation de l'état saburral de la langue, dégoût pour les alimens; vers le soir, redoublement marqué par une céphalalgie légère, une augmentation de douleurs à la gorge et de la fréquence du pouls. Pendant la journée, le malade crache souvent un liquide clair et visqueux. (Continuation de l'eau de gomme et du petit lait nitré; garg. acidulé et péd. sinap. (*bis*), lav. irrit.).

Les 18 et 19, douleurs presque nulles au larynx, nausées, langue blanchâtre, une matière filante est rendue abondamment par la bouche (même prescript.; de plus, un mélange de deux onces de sirop d'Ipécacuanha et d'une once de sirop de guimauve, à prendre par cuillerées à café de tems en tems). Exacerbation.

Le 20, douleurs nulles, diminution de tous les symptômes, léger redoublement vers le soir; pouls calme. (Même prescription).

Les 21 et 22, point d'exacerbation, peu de rougeur au pharynx et aux amygdales, langue blanche, point d'appétit. (Calomelas G. XV), plusieurs selles.

Le 23, diminution considérable du volume des amygdales, langue moins chargée, un peu de goût pour les alimens, (prescription ut suprà).

Les 24 et 25, continuation du mieux être, appétit. (Fruits cuits, bouillon de poulet, une soupe, petit lait nit., péd. sinap. (*bis*), garg. ut suprà).

Le 26, panade légère; les jours suivans, quelques alimens sont permis; on augmente ensuite progressivement leur quantité. Continuation de la boisson jusqu'au 30. Guérison parfaite.

II.e OBSERVATION.

Croup uni à une angine pharyngée, les péd. sinap., les sangsues et les boissons gommeuses arrêtent comme par enchantement le développement d'un concours de symptômes sinistres.

**** de la commune de Riencourt, d'une forte constitution, éprouva de la tristesse et de l'abattement pendant la journée du 16 octobre 1822. A cinq heures du soir, le malade est dans l'état suivant : face rouge, yeux brillans, peau chaude et sèche, pouls fréquent, respiration gênée, douleurs au larynx; l'enfant porte fréquemment la main au col, tuméfaction et rougeur des amygdales et du voile du palais. Déglutition douloureuse, (on prescrivit un péd. sinap., l'eau de gomme pour boisson et l'application de 8 sangsues autour du larynx). Les parens du malade hésitent à appliquer les sangsues malgré nos instances et le danger imminent que nous signalons. Une heure plus tard, la respiration devient bruyante, la suffocation est imminente, il y a une agitation continuelle des membres, accompagnée de cris aigus et d'une toux très-douloureuse et très-fréquente. On applique aussitôt les 8 sangsues et on laisse couler le sang abondamment. L'accès paraît arrêté subitement dans sa marche ; les cris cessent, la respiration reprend en peu de tems son état ordinaire, la déglutition se fait beaucoup plus facilement et les autres phénomènes diminuent d'une manière très-sensible.

Le 17, peu de douleur au larynx, pouls à peu près dans l'état ordinaire, respiration facile ; rougeur pâle des amygdales, langue blanchâtre, peu d'appetit. Exacerbation de quatre heures à l'approche de la nuit (Péd. sinap. (*bis*), eau de gomme nitrée. Quelques cuillerées à café de sirop de guimauve, eau de veau sulfatée).

Le 18, continuation du mieux-être, très-peu de redoublement; (même prescription).

Les 19 et 20, l'enfant se trouve comme dans l'état parfait de santé; appétit (Prescription ut suprà: quelques fruits cuits et une soupe. Quelques alimens sont permis le lendemain). Etat parfait de santé.

III.e OBSERVATION.

Croup uni à une angine pharyngée, combattu par les anti-phlogistiques combinés avec d'autres moyens.

**** âgée de 18 ans, de la commune de Rocquigny, se plaignit, le 24 octobre 1822, d'une légère difficulté pour avaler les liquides et d'un peu de douleurs à la gorge. La nuit fut tranquille.

Le 25, douleurs plus fortes dans ces parties, amygdales rouges, tuméfiées et parsemées de quelques points blancs; la déglutition des liquides devient de plus en plus difficile, la face est rouge; la peau souvent humide présente au toucher une chaleur assez forte. Le pouls est fréquent et la voix altérée. (Saignée au bras suivie de l'application de 12 sangsues autour du cou, pédiluves sinap. (*bis*), eau de veau, petit lait nitré; garg. acidulé), exacerbation dans l'après-midi.

Le 26, toux sèche, peu fréquente, moins de douleurs au larynx depuis l'application des sangsues, la bouche est continuellement humectée par une matière filante qui est rejetée au dehors. Rien de notable du côté de l'abdomen. (Même prescription que la veille, la saignée et les sangsues exceptées).

Le 27, même état (calom. gr. XX).

Le 28, la déglutition est plus facile, les douleurs au larynx sont moins fortes; cependant les amygdales, quoique moins rouges, ne diminuent pas sensiblement de volume; la respiration est libre et la chaleur de la peau est naturelle, la salivation continue; une selle. (Orge gommée et nitrée, calomelas gr. XX. garg. acid. lav. purg.). Trois selles abondantes exacerbation à peine sensible vers le soir.

Les 29 et 30, continuation de la salivation, peu de douleurs au larynx, déglutition facile; nuit très-bonne. (Même prescrip.), point de redoublement.

Le 1.er novembre. La convalescence est franche, on prescrivit quelques fruits cuits, et les jours suivans quelques alimens, on continue encore les péd. et la boisson pendant trois jours.

IV.e OBSERVATION.

Croup uni à une angine pharyngée. Un vomitif prescrit dans le début de la maladie, augmente beaucoup les symptômes; l'inflammation de la gorge gagne les conduits auditifs et les fosses nasales. Une épistaxis abondante procure beaucoup de soulagement. Plusieurs parties de fausse membrane se détachent des fosses nasales et du larynx; il reste un état d'imbécillité qui subsiste plusieurs mois après la guérison.

Gillion, Joseph, âgé de 10 ans, ressentit quelques frissons dans les lombes le 9 octobre 1822, le lendemain, tristesse, abattement, perte d'appétit, légères douleurs au larynx et au pharynx.

Le 11, augmentation des douleurs, céphalalgie, coloration de la face, douleurs pour avaler les boissons, principalement la salive, difficulté de respirer augmentant pendant la nuit; peu de soif, petite toux sèche et douloureuse. (Un Chirurgien prescrit un vomitif pour tout traitement). Beaucoup de matières glaireuses sont rendues au milieu des efforts de vomissement. Les douleurs du larynx augmentent d'intensité ; la voix s'altère et prend un son aigu, la toux est fréquente, des matières filantes et visqueuses sortent continuellement par la bouche, exacerbation très-prononcée vers le soir, le thorax et l'abdomen sont dans l'état ordinaire.

Le 12, augmentation de tous les symptômes.

Le 13, nous fûmes appelés pour voir l'enfant ; nous le trouvâmes dans l'état suivant : tuméfaction des glandes sous-maxillaires, douleurs vives dans la région du larynx, difficulté extrême pour avaler les liquides, langue blanchâtre, amertume de la bouche, amygdales tuméfiées et recouvertes d'une couenne blanchâtre, ainsi que le voile du palais et le pharynx ; peau chaude, humide, pouls fréquent, respiration gênée ; l'air en entrant dans la poitrine fait entendre un bruit semblable au miaulement ou ralement d'un chat, toux rauque, la voix est aiguë et sifflante, l'air ne peut entrer dans les narines qui paraissent entièrement obstruées. Les draps et la chemise du malade sont mouillés par une grande quantité de matière filante et visqueuse qui sort continuellement de la bouche. (Sangsues n.° XII autour du col, eau de gomme nitrée, émulsion édulcorée avec le sirop d'orgeat, pédiluves sinap (*bis*); bouillon de veau, potion composée de deux onces de sirop de guimauve, d'une once de sirop d'Ipécacuanha et de deux onces d'eau de laitue, à prendre par cuillerées à café d'heure en heure).

Le 14, diminution des douleurs laryngées, respiration beaucoup plus facile, toux moins fréquente, déglutition moins difficile. Un liquide clair et visqueux continue à sortir de la bouche ; il est parfois accompagné de quelques lambeaux de fausses membranes qui se détachent par les efforts du vomissement. Exacerbation à cinq heures du soir jusqu'à une heure du matin. Le reste de la nuit sommeil momentané. (Même prescription que la veille).

Les 15 et 16, même état ; mais les exacerbations du soir sont moins prononcées et se prolongent un peu moins avant dans la nuit. (Prescription ut suprà).

Le 17, les amygdales et le pharynx présentent quelques taches rouges de grandeur et de forme variables ; ces taches proviennent de l'enlèvement de quelques portions de fausses membranes qui laissent apercevoir le tissu propre des organes. L'enfant se plaint de ne pouvoir respirer par les narines, ce qui le gêne beaucoup; il porte continuellement les doigts autour du nez; la face est chaude et rouge; (on introduit à plusieurs reprises du tabac en poudre dans les narines, l'éternuement se déclare et un épistaxis abondant se manifeste; on le favorise en titillant le fond des narines avec les barbes d'une plume; on éponge le sang avec de l'eau tiède). Bientôt après, soulagement très-marqué, la respiration peut avoir lieu momentanément par les fosses nasales. (Orge gommée et émulsionnée, petit lait nitré, péd. sinap. (*bis*); bouillon de poulet; mixture composée de sirop d'Ipécacuanha, de guimauve et d'eau de laitue).

Le 18, amélioration notable; l'introduction d'une petite quantité de tabac dans les narines détermine plusieurs éternuemens qui apportent encore un grand soulagement. (Même prescript.).

Le 19, quelques portions de fausses membranes provenant de l'arrière bouche sont rejétées de tems en tems dans les efforts du vomissement, la toux continue et la déglutition des liquides est toujours douloureuse, les selles et les urines sont comme dans l'état de santé. (Calomelas un gros par paq. n.° IV; à prendre chaque jour dans de l'eau de veau;

du reste continuation des mêmes moyens que la veille.

Le 20, une portion considérable de fausse membrane est rendue par les narines; cette substance membrani-forme, dure, serrée, semble présenter des traces d'organisation: moins de douleurs au larynx, déglutition plus facile.

Le 21, de nouvelles portions de fausses membranes sont également rejetées par les narines, dès lors, respiration plus libre. Plusieurs selles liquides dans l'après-midi; les jours suivans, diminution progressive des symptômes.

Le 27, douleurs nulles au larynx, toux rare, non douloureuse; il n'y a plus de fausse membrane dans l'arrière-bouche; langue chargée seulement à la base: vif désir des alimens. (Une soupe, orge gom. et émuls. péd. sinap.; au soir, quelq. fruits cuits).

Le 28, l'enfant est très-bien; il demande à manger avec instance. (Panade légère, émulsion nitrée, bouillon de bœuf, péd. sinap).

Le 30, on accorde un peu de pain avec des fruits cuits; on continue les autres moyens jusqu'au 6, en ayant soin de ménager beaucoup les alimens. La santé se rétablit assez bien ; cependant, cet enfant conserva pendant près de deux mois, une extrême mobilité dans tous les membres ; la mémoire était presque entièrement perdue, et on observait de tems en tems une grande incohérence dans ses idées. Il n'était pas rare de le voir pleurer et se mettre en colère pour la plus petite chose ; d'autre fois, il restait comme insensible à tout ce qui se passait autour de lui. Ces phénomènes maladifs disparurent insensiblement. On ne prescrivit pendant les derniers tems qu'une boisson anti-spasmodique et quelques bains tièdes.

Dans le cours de l'épidémie, le système glandulaire paraissait particulièrement affecté ; on a vu des engorgemens survenir aux glandes du col en même tems que les glandes axillaires et inguinales prenaient un volume considérable. Chez presque tous les malades, les glandes sous-maxillaires étaient déjà gonflées lorsque les premiers symptômes de la maladie se déclaraient ; les glandes parotides ont aussi augmenté de volume dans certains cas particuliers, et présentaient au toucher une sensibilité très-grande.

V.e OBSERVATION.

Croup uni à une angine pharyngée, guéri par les anti-phlogistiques combinés avec d'autres moyens.

Melle Berchon, de la commune de Rocquigny, âgée de 14 ans, d'une forte constitution, éprouva, le 18 octobre 1822, quelques douleurs au pharynx et un peu de difficulté pour avaler les boissons ; il y avait aussi une légère douleur au larynx, et les glandes sous-maxillaires étaient engorgées.

Le 19, langue blanchâtre, humide, perte d'appétit, augmentation des douleurs du larynx et du pharynx, engorgement considérable des glandes sous-maxillaires ; amygdales rouges et tuméfiées, face animée, respiration fréquente, peau chaude, humide, pouls développé. (Saignée copieuse du pied, eau de gomme miellée, garg. acid. pédiluves sinap. (*bis*); diète) ; exacerbation le soir.

Le 20, respiration libre, peu fréquente, face moins rouge que la veille, peau moëte, pouls assez fort, peu ou point de changement dans les autres symptômes. (Sangsues n.o XII autour du col, péd. sinap. lav. irrit. eau gom., garg. ut suprà, diète).

Le 21, au matin, mieux-être sensible; douleur presque nulle au larynx, déglutition facile, sommeil paisible pendant la nuit. (Calomelas gr. XX dans une pinte de petit lait clarifié, bouillon de poulet, le reste ut suprà). Léger redoublement dans l'après-midi.

Le 22, même état, (même prescript.). Exacerbation vers cinq heures du soir; elle se prolonge bien avant dans la nuit avec des douleurs assez fortes au larynx.

Le 23, il y a encore des douleurs dans la région du larynx, la déglutition fait éprouver quelques picotemens ; la poitrine et l'abdomen sont comme dans l'état de santé. (Sangsues n.° X autour du cou, calomelas gr. XXV dans une pinte de petit lait, orge gom. et nit. péd. sinap. (*bis*), bouillon de poulet, diète).

24. Disparition complète de toutes les douleurs, chaleur de la peau naturelle, la langue est nette vers la pointe ; un peu d'appétit. (Même prescription que la veille, les sangsues except.).

25. Continuation du mieux-être, néanmoins les amygdales sont encore rouges et tuméfiées ; augmentation de l'appétit, point d'exacerbation. (Prescript. ut suprà ; quelques fruits

cuits). Les jours suivans, diparition de tous les symptômes. On donne quelques alimens, dont on augmente successivement la dose.

VIe OBSERVATION.

Croup uni à une angine pharyngée ; un vomitif prescrit dans le debut de la maladie augmente beaucoup l'intensité des symptômes. La mort arrive le quatrième jour.

Pierre-G. Labouré, âgé de 6 ans, d'une forte constitution, fut atteint du croup le 27 juin 1822. Dès le début de la maladie, l'enfant se plaignit d'un sentiment de fatigues dans les membres et de frissons passagers dans la région lombaire. Le lendemain, de fortes douleurs se manifestèrent dans l'arrière-bouche avec beaucoup de difficulté pour avaler quelque boisson ; toux ordinaire et peu fréquente. (On prescrivit un vomitif et des boissons délayantes). Les douleurs de la gorge augmentèrent beaucoup d'intensité, le larynx devint sensible au toucher, la voix s'altéra, et la toux fit entendre momentanément un son aigu. Les accès se renouvelèrent et parvinrent au plus haut degré d'intensité. L'enfant succomba le 30 juin au milieu d'affreuses convulsions.

VII.e OBSERVATION.

Croup uni à une angine pharyngée, dans lequel les saignées générales et locales, aidées de plusieurs autres moyens, sont d'un grand secours. Une foule de symptômes dangereux disparaissent par l'ouverture d'un abcès situé dans la gorge.

Henriette S...., âgée de 19 ans, éprouva tout-à-coup, le 19 novembre 1822, quelques douleurs dans le pharynx, avec un peu de gêne pour avaler les liquides. Bientôt, les douleurs augmentèrent d'intensité, et la déglutition devint extrêmement difficile; la face se colora, le pouls prit de la fréquence et de la dureté, la peau contracta de la chaleur et la respiration devint très-pénible. (Saignée du bras qui fut réitérée dans l'après-midi; eau de gomme, bouillon de veau, péd. sinap.). Exacerbation entre 5 et 6 heures du soir; nuit agitée.

Le 20, augmentation de tous les symtômes: aphonie complète; toux rare et parfois convulsive, difficulté extrême pour respirer, serrement des mâchoires, impossibilité d'ouvrir la bouche. (Saignée du bras, 12 sangsues au col, continuation de l'eau de gomme et du péd. sinap.).

Le 21, le danger est imminent, menace de suffocation, toux convulsive, aphonie, chaleur momentanée à la face qui est tantôt pâle et tantôt rouge. On découvre une tumeur de la grosseur d'un œuf de pigeon sur la partie latérale gauche du larynx ; elle est sensible au toucher et n'offre point de changement de couleur à la peau. Il est impossible d'ouvrir la bouche pour examiner le pharynx. (Sangs. n.° XV sur la tumeur et les parties voisines, péd. sinap. (*bis*), lav. irrit., orge gommée et émuls., eau de veau).

Le 22, même état que la veille, nuit très-mauvaise. (Même prescription). Exacerbation à six heures du soir jusqu'à minuit, ensuite un peu de sommeil.

Le 23, grande difficulté pour respirer, douleurs dans un des côtés de la poitrine, augmentant par l'inspiration, toux difficile et sèche. Serrement considérable des mâchoires, chaleur de la peau, pouls fréquent, peu développé ; douleurs violentes dans le larynx et dans les parties voisines, augmentation de la tumeur qui conserve sa couleur ordinaire. (Saignée du bras et dans la soirée, application de 12 sangsues sur le point douloureux de la poitrine ; le reste ut suprà). Nuit plus calme que la précédente.

Le 24, moins de difficulté pour respirer, diminution de la douleur de côté, continuation de la toux ; les douleurs dans le col n'ont presque point diminué d'intensité ; la peau est assez chaude et le pouls fréquent (Sangsues n.° XII autour du cou ; cataplasmes émolliens sur ces parties ; quelques vapeurs émollientes sont dirigées vers le pharynx à travers un léger écartement des mâchoires. Lav. miellé, péd. sinap., eau de veau, petit lait nit.).

Le 25, il y a une grande diminution dans les douleurs laryngées et pharyngées, peu ou point de changement dans les tumeurs placées sur une des parties latérales du cou, la déglution des liquides est assez facile, la respiration est un peu gênée ; diminution assez marquée des douleurs de côté (Même prescription, les sangsues except.). Dans la soirée, perte de connaissance pendant près d'une heure, pâleur de la face, petitesse et fréquence du pouls qui devient parfois intermittent, respiration irrégulière, difficile et souvent intermittente. Délire pendant tout le reste de la nuit, la tumeur du col paraît diminuée.

Le 26, au matin, continuation du délire et des autres phénomènes, (bain tiède ; sinap. aux pieds, lav. miellé, petit lait nit.). Point de soulagement dans la journée. On réitère le bain dans la soirée; délire furieux pendant la nuit.

Le 27, le délire continue et la malade refuse toute espèce de boisson; agitation continuelle, mouvemens convulsifs des membres, pouls petit et intermittent, respiration inégale et pénible. (Bain tiède). La malade sent quelque chose se rompre dans la gorge en sortant du bain et rend par l'expectoration deux onces environ de manière purulente, mêlée de sang; mieux-être immédiat.

Le 28, continuation de l'amélioration; expectoration assez abondante d'une matière purulo-sanguinolente en assez grande quantité. Disparition de la tumeur du cou, déglutition assez douloureuse, rougeur des amygdales, dont une partie est recouverte d'une membrane blanchâtre. Peu de difficulté pour respirer. La douleur de côté ne se fait sentir que légèrement; elle n'augmente que très-peu par une pression extérieure. (Bouillon de bœuf et de poulet, garg. détersif. boissons délayantes) l'expectoration purulo-sanguinolente continue encore pendant trois jours, époque à laquelle M.elle S. entra en convalescence. Les plus grandes précautions furent prises pour le régime composé de végétaux et de viande de facile digestion. Les forces ne revinrent que très-lentement, à cause d'une petite fièvre qui reparut chaque jour vers le soir pendant plusieurs semaines.

NOTA. L'Observation VIII.e, qui est un croup terminé par la suppuration des parotides, ne pourra être terminée que dans quelques jours.

IX.e OBSERVATION.

Croup uni à une augine pharyngienne ; une hémorragie nasale abondante fait disparaître tous les symptômes.

Louise Lepoivre, âgée de 25 ans, d'une assez forte constitution, éprouva pendant 24 heures un mal-aise général, accompagné de frissons momentanés. Le lendemain, premier jour de la maladie, langue blanchâtre, céphalalgie, rougeur du pharynx, gonflement des glandes amygdales, douleurs pour avaler les liquides, voix altérée, petite toux rare, rougeur de la face, chaleur à la peau, pouls fréquent et assez développé, un peu de gêne dans la respiration ; rien de notable dans l'abdomen. (Boissons délayantes, péd. sinap. (*bis*), lav. purg. (*bis*), garg. acid.; Saignée du bras). On renouvelle la saignée dans la journée.

Le second jour, peu de changement dans l'état de la malade; la céphalalgie continue avec la rougeur de la face et une moëteur assez considérable de la peau. (Saignée copieuse, le reste ut suprà). Exacerbation vers le soir.

Le troisième jour, hémorragie nasale très-abondante, dès lors tous les symptômes de l'inflammation s'anéantissent, et le lendemain, Lepoivre entre en convalescence.

X.e OBSERVATION.

Croup uni à une angine pharyngée; guérison d'une ophthalmie chronique pendant le cours de la maladie aiguë.

Jean-Baptiste Déplanque, âgé de 4 ans, portait, depuis long-tems, une ophthalmie chronique, lorsqu'il fut atteint, le 24 juin, d'une violente inflammation du pharynx; les amygdales et les piliers du voile du palais étaient rouges et tuméfiés; il n'y avait pas de toux; mais la difficulté de respirer était très-grande et l'aphonie presque complète. Les jours suivans, le larynx devint le siège d'une douleur assez vive; la toux se déclara avec un son rauque de la voix, et l'ophthalmie chronique disparut complètement (On appliqua un vésicatoire à la nuque; on fit prendre au malade une grande quantité de boissons délayantes, et on prescrivit les péd. et les loochs blancs). Ce traitement fut continué pendant 4 jours; les symptômes dangereux disparurent; l'inflammation diminua et le malade ne tarda pas à entrer en convalescence.

Le 2 juillet, il était à peu près dans un état parfait de santé. Il est à remarquer que depuis lors l'ophthalmie n'a point reparu.

PROSPECTUS.

Les Ouvrages suivans du Docteur MOURONVAL, *se trouvent à Paris, chez* Béchet, *jeune, Libraire, place de l'École de Médecine.*

Recherches et Observations sur les causes de la GALE, faites à l'hôpital St.-Louis, par I.-F.-J. MOURONVAL, broch. in-4°. Paris, 1821. Prix 2 fr.

Cette brochure contient la réfutation de l'existence du ciron de la Gale, de cet être imaginaire dont on parle depuis plus de 150 ans, sans jamais l'avoir vu. Les journaux de Paris ont rendu un compte avantageux de cet Ouvrage et ont approuvé l'opinion de l'Auteur.

Recherches sur la Gale et son traitement, faites à l'hôpital St.-Louis, pendant les années 1819, 1820 et 1821, avec neuf planches lithographiées par le même; un vol. in-8°. Paris, 1821. Prix, 5 fr. 50 c., et 7 fr. par la poste.

Cet ouvrage, dit M. le Rédacteur du Journal général de Médecine, très-piquant dans sa première partie et fort intéressant dans sa seconde, me paraît digne d'être recommandé aux lecteurs de ce Journal (n.° de Janvier 1822).

Mémoire sur le PRURIGO, publié en 1823, par le même. Prix, 2 fr. 50 c.

Ce Mémoire, auquel ont souscrit plusieurs Ministres du Roi, a fixé l'attention d'un Prince illustre, protecteur éclairé des sciences et des lettres. L'Auteur se propose de publier incessamment une seconde édition de cet ouvrage qui est sur le point d'être épuisé, et qui a obtenu les suffrages d'un grand nombre de Sociétés savantes.

www.ingramcontent.com/pod-product-compliance
Ingram Content Group UK Ltd.
Pitfield, Milton Keynes, MK11 3LW, UK
UKHW020422180726
13839UKWH00003B/1369